AF315195

Contribution à l'Étude diagnostique et clinique

DE LA

SYPHILIS PULMONAIRE

par le Dr J. AUDRAIN

Chef de clinique chirurgicale à l'École de Médecine et de Pharmacie
de Caen

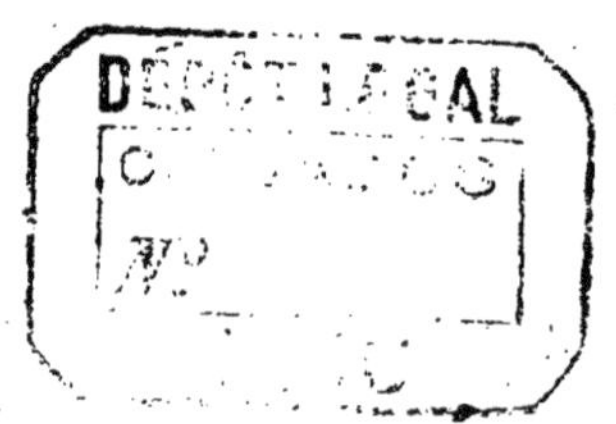

La syphilis n'a tenu jusqu'ici qu'une place restreinte dans l'histoire clinique des affections pulmonaires. Les traités didactiques s'accordent à reconnaître à la phtisie syphilitique une grande difficulté de diagnostic ; cette affection y est décrite comme présentant les mêmes symptômes et donnant lieu aux mêmes altérations que la phtisie tuberculeuse. A. Fournier, Dieulafoy, pour ne citer que ces maîtres, signalent la fièvre, l'existence de cavernes pulmonaires, de dilatations bronchiques, les crachats nummulaires, les sueurs profuses.

Il n'y a pas de signe propre qui différencie la syphilis de la tuberculose pulmonaire. L'on possède seulement comme éléments de diagnostic l'absence de bacilles dans les crachats et le syndrome clinique suivant :

L'unilatéralité de la lésion et sa localisatoin au niveau du hile pulmonaire ; l'on conçoit facilement que ces caractères soient insuffisants pour fixer l'attention du praticien et imposer le diagnostic.

Dans la phtisie syphilitique, l'altération du poumon consiste soit en une lésion gommeuse ramollie, soit en une sclérose étendue qui peut avoir envahi plèvre, poumon et bronches. Dans les deux cas, l'état général du malade est des plus mauvais ; la cachexie est très avancée, et nulle guérison ne semble possible. Du reste, l'erreur de diagnostic est commise depuis longtemps : le malade ou tout au moins son entourage ne songent qu'à la tuberculose.

A ce moment, c'est au hasard seul que l'on devra de connaître la nature réelle de la maladie, si quelque autre manifestation syphilitique vient à se produire sur un autre point de l'organisme.

Mais ce qui rend surtout le diagnostic impossible, c'est l'opinion répandue que la phtisie syphilitique est une rareté pathologique. Elle n'est pas mentionnée dans le chapitre « diagnostic » des troubles pulmonaires courants. En conséquence, on n y pense pas et l'erreur se continue.

Or je suis porté à croire que la syphilis pulmonaire est au contraire fréquente, non pas autant sans doute que la tuberculose, mais suffisamment pour que tout médecin en ait rencontré plusieurs cas dans sa pratique. Et, devant le pronostic fatal de la tuberculose pulmonaire avancée, l'on peut poser en principe que, lorsque la présence du bacille dans les crachats n'est pas constatée, il y a lieu d'instituer le traitement d'épreuve.

Quoi qu'il en soit, les lésions syphilitiques du poumon n'ont pas atteint d'emblée ce degré ultime des gommes ramollies ou des scléroses totales; elles ne l'atteignent même pas le plus souvent. Elles se montrent d'abord sous forme de troubles congestifs tantôt peu intenses, disparaissant sans traitement pour reparaître plus tard, tantôt excessivement violents, avec les caractères de l'œdème pulmonaire aigu, pouvant emporter rapidement le malade. Et je ne doute pas que plus d'un de ces cas d'œdème aigu dont la cause est restée obscure n'ait été d'origine syphilitique.

Tous les degrés peuvent se montrer dans l'évolution initiale de la syphilis pulmonaire, qui prend l'apparence des congestions pérituberculeuses ou d'autre origine, et sous cette forme, elle présente une fréquence très réelle. Elle possède aussi une allure spéciale, une physionomie particulière qu'il serait important de fixer. Le diagnostic en restera toujours délicat, mais il m'a semblé que l'on peut établir un syndrome assez net pour éclairer de bonne heure un praticien averti.

Il y a dix ans que j'ai été amené à penser à la confusion fréquente de la tuberculose avec la syphilis dans les lésions pulmonaires brutales à courte évolution. En 1895, un de mes malades, atteint d'une syphilis très grave, quitta Paris, et quelque temps après, fut emporté en quelques jours par des accidents pulmonaires qui furent considérés comme étant de nature bacillaire. Je ne sus que plus tard les circonstances et, les phénomènes qui ont précédé sa mort ; la violence des symptômes congestifs avait surpris le médecin qui le soigna. Ce malade, qui s'était marié malgré tous les conseils, qui avait eu un enfant né avec des manifestations de syphilis active avait mis tout son soin à cacher à son entourage le mal dont il était atteint, et il fit tous ses efforts pour que le médecin même n'en eût pas connaissance.

Les principaux caractères de la maladie à laquelle il succomba furent les suivants : en pleine santé générale, sans perdre son appétit, qui était considérable, il fut pris de troubles laryngés, — puis, sans qu'il cessât ses occupations journalières, d'une dyspnée intense avec congestion pulmonaire qui fut attribuée au froid. Peu après, la dyspnée augmenta de violence et emporta le malade avec de véritables phénomènes asphyxiques ; le tout avait évolué presque sans fièvre.

J'ai toujours pensé qu'il s'était agi, dans ce cas, d'une pneumonie blanche syphilitique, facile à confondre avec une tuberculisation suraiguë.

J'ai, depuis cette époque, songé à la syphilis lorsque j'ai rencontré une tuberculose pulmonaire à forme atypique. Le plus souvent pourtant, le diagnostic a été rétrospectif, soit *post mortem* quand la marche des phénomènes était trop rapide, ou après amélioration des symptômes.

Du moins avais-je pu relever certaines indications générales, un type d'ensemble. Et récemment, dans un cas de syphilis insontium traité pour de la tuberculose par plusieurs médecins, et des plus éminents, il m'a été donné de poser le diagnostic de syphilis pulmonaire d'après les symptômes propres. — Le traitement institué aussitôt a confirmé cette hypothèse d'une manière absolue. — Si quelque doute pouvait persister, il disparaissait devant ce fait que, une fois les troubles pulmonaires apaisés, l'on put constater des troubles de la sensibilité et de la motricité des membres inférieurs, avec atrophie du côté gauche, et que ces troubles cédèrent au traitement mercuriel.

Depuis, j'ai rencontré de nouveaux cas de syphilis pulmonaire accompagnant notamment de l'aortite chez des hérédo-syphilitiques, et le traitement a amené chez ces sujets une amélioration vainement cherchée depuis longtemps.

Autorisé par ces succès, je vais essayer de retracer les conditions générales dans lesquelles la syphilis pulmonaire semble se produire, et le type clinique qu'elle revêt dans son évolution et ses symptômes. A aucun moment du reste, elle ne s'écarte des grandes lois de la syphilis en général, et c'est de ces lois qu'elle tire sa physionomie spéciale.

Aussi, le diagnostic doit-il s'appuyer : 1º sur l'étude du terrain et sur les caractères permanents des syphilis anciennes ;

2º Sur la modalité d'apparition et d'évolution des atteintes antérieures, s'il y en a eu, et de l'atteinte actuelle ;

3º Sur les signes propres, tirés des modifications de l'état général et de l'état local.

§ 1er. — Etude du terrain syphilitique ancien

La syphilis est extrêmement répandue autour de nous, et non pas seulement sous la forme commune de syphilis génitale constatée, mais aussi sous la forme héréditaire de première ou de deuxième génération, ou contractée dans l'enfance, en général comme syphilis insontium, ignorée de celui qui en est atteint.

Or il est de la plus haute importance de pouvoir découvrir celle-ci, dont les manifestations sont les plus graves.

Il y a une loi que les syphiligraghes connaissent bien, c'est que, pour être bénigne, la syphilis doit être contractée par les régions génitales et à l'âge adulte. Les syphilis extragénitales, celles de l'enfance, celles des vieillards, l'hérédo-syphilis sont toujours les plus redoutables.

Ajoutons que la syphilis génitale de l'adulte est le plus souvent reconnue et traitée, tandis que l'autre groupe dont la nature est déjà plus dangereuse, s'aggrave encore de ce fait que les cas ont échappé à tout traitement. Signalons aussi les syphilis discrètes, à chancre nain, ou frustes, qui n'ont que peu ou point de manifestations secondaires et qui semblent se réserver pour le tertiarisme.

En résumé, la syphilis avouée est celle qui importe le moins au praticien ; c'est la syphilis cachée, ou l'insontium, qu'il lui faut savoir reconnaître ; c'est elle notre pire adversaire, contre lequel on ne sera jamais assez en garde.

D'où un rôle spécial tout indiqué : il faut savoir faire le diagnostic sans poser au malade de question directe : on s'exposerait inutilement à provoquer une indignation fâcheuse qui, bien souvent, éloignera le malade du médecin, ou tout au moins empêchera le traitement d'être convenablement suivi.

Le mieux, est d'interroger soigneusement le malade, et si l'on se croit en présence d'un terrain syphilitique, d'instituer le traitement d'épreuve, sans en révéler la nature. Bien dirigé, ce traitement est toujours parfaitement toléré.

L'on s'étonnera alors de la fréquence des cas pathologiques qui en dérivent. Les travaux de Fournier nous montrent l'hérédité de la syphilis jusqu'à la deuxième génération ; déjà nous connaissions par son père le professeur A. Fournier, ses ravages précoces et tardifs à la première génération.

Les syphilis de l'enfance sont relativement fréquentes : il me souvient d'avoir cherché méthodiquement et souvent rencontré, à l'hôpital Saint-Louis et dans ma pratique, le signe de Bulkley, la dureté pierreuse de l'amygdale chez les enfants atteints d'angine sans fièvre. — Combien d'enfants sont-ils atteints ainsi de chancres de l'amygdale pour avoir sucé un objet contaminé ! — Le plus souvent, le diagnostic n'est pas porté, et, s'il l'est, les parents se garderont bien, plus tard, de révéler à leur enfant l'affection qu'ils considèrent comme honteuse.

La conclusion de ce long développement est que l'on est en droit, devant toute affection d'allure et de forme atypique de songer à une syphilis ignorée ou héréditaire, et qu'il faut s'habituer à reconnaître le terrain syphilitique d'après ses caractères propres.

Ceux-ci sont l'artério-sclérose précoce, un habitus spécial, l'insuffisance hépatique, la viciation fonctionnelle ou l'hypertrophie du tissu lymphoïde, et les tares congénitales.

L'artério-sclérose précoce est assez constante. Cependant, les sujets ne sont pas alcooliques ; ils vous diront même qu'ils n'ont jamais pu supporter les fatigues ni les excès auxquels se livraient leurs camarades. De bonne heure, ils ont dû, par nécessité, se condamner à une hygiène sévère.

L'habitus général est particulier. Souvent, les sujets ont l'air de jeunes vieux ; de tempérament triste et réservé, impressionnables, ils présentent de l'infériorité de développement, surtout musculaire. L'appareil épidermique est mal nourri ; les ongles sont secs, cassants, les cheveux lanugineux, d'une croissance lente et pauvre ; la peau est sèche et souvent desquame finement comme dans le pityriasis ; souvent elle présente des éphélides ponctuées. Le teint a depuis longtemps frappé les cliniciens et devrait suffire à lui seul pour donner l'éveil ; il est gris cendré avec un fond livide au niveau des pommettes ; c'est le teint des aortiques dont un grand nombre sont, du reste, des hérédo-syphilitiques.

L'on se sent en présence d'une cachexie profonde, permanente, mais compatible avec la vie, laissant place à des réactions énergiques que le traitement spécifique mettra de suite en valeur. L'on a plutôt l'impression obscure d'une influence lourde qui pèse sur un organisme vigoureux quand même.

L'insuffisance hépatique se manifeste par des troubles dyspeptiques fréquents. — La dilatation d'estomac est la règle. — Jullien a attiré l'attention sur le clapotement sonore qu'il a rencontré chez les syphilitiques anciens ou héréditaires. — Le tube digestif est d'une sensibilité extrême aux moindres écarts de régime ; la constipation est fréquente ; les selles sont souvent grisâtres, sinon décolorées. D'une manière générale, les fermentations gastro-intestinales se produisent facilement, avec ballonnement du ventre. Cependant, la contractilité des parois gastro-intestinales est peu altérée, et, par exemple, le massage amène très rapidement leur contraction. — Le foie est peu modifié dans son volume ; il est plutôt hypertrophié ; l'on note de la douleur au niveau de son rebord. — L'opothérapie hépatique réussit bien dans ces cas, mais surtout le calomel à petites doses prolongées longtemps.

Le *tissu lymphoïde* présente une grande tendance à l'inflammation. L'épaississement des régions amygdaliennes et de tout le tissu pharyngien est considérable ; sans créer de végétations adénoïdes, il présente des poussées congestives très faciles sous la moindre influence, froid, poussières, troubles digestifs. Le tissu lymphoïde de l'appendice présente la même sensibilité réactionnelle, et le professeur Gaucher a signalé la fréquence de l'appendicite chez les hérédo-syphilitiques.

Les *malformations congénitales* de l'hérédo-syphilis sont bien connues ; elles serviront souvent à faire reconnaître la syphilis de leurs ascendants. Outre le front olympien, les dents d'Hutchinson, la déformation du tibia en lame de sabre, il y a les méningites curables de l'enfance, les troubles de la vision, le strabisme, les adénopathies ganglionnaires non tuberculeuses, etc.

Avant de terminer ce rapide aperçu du tertiarisme, il faut signaler l'extension qu'il prend chaque jour : de plus en plus, la syphilis gagne dans le champ de la pathologie générale, soit dans l'influence héréditaire, qui atteint les secondes générations, soit par la multiplicité de ses manifestations.

Cette année même, les communications d'Hunter, de Cecconi, de Bizzolo signalent des cas de fièvre d'origine inconnue, ne cédant qu'au traitement spécifique. Ils posent en principe que la fièvre peut être, seule et en dehors de tout autre processus, une manifestation du tertiarisme.

Ceci permet au moins de tirer une conclusion. Si, pour une atteinte de fièvre, sans cause appréciable, l'on est en droit d'appliquer le traitement d'épreuve, à plus forte raison devra t-on le tenter lorsqu'il s'agit de ces troubles pulmonaires atypiques dont la violence met le malade brusquement en danger, et surtout si ce traitement constitue la seule chance de guérison.

§ 2. — Etiologie

Les cas qu'il m a été donné de considérer comme de nature syphilitique se divisent ainsi qu il suit : quatre cas d'hérédo-syphilis ; trois cas de syphilis acquise, l'une de six mois, l'une de quatre ans, enfin l'une de date inconnue et qu'on serait tenté de croire conceptionnelle. Parmi ces derniers cas, la syphilis jeune, datant de six mois, avait pris de suite une allure grave, anémiant profondément le sujet et provoquant, au moment de l'éclatement de la roséole, de la fièvre et un amaigrissement considérable.

Chez le suivant, l'affection s'était montrée rebelle au traitement, répétant sans cesse les lésions papulo-tuberculeuses dès la deuxième année, et faisant plusieurs poussées d'iritis.

Dans le dernier cas, la malade n'a jamais rien constaté de suspect, non plus que ses ascendants ou ses collatéraux, jusqu'à sa première grossesse ; à cette époque, il y eut de la céphalée, de l'amaigrissement et la perte des forces. Cinq ans après, parut une gomme de la jambe au tiers supérieur. Le mari est manifestement syphilitique.

Ces cas répondent donc au type des syphilis anciennes ou d'origine obscure, non traitées, sauf deux cas qui semblent avoir présenté une allure maligne et une grande résistance au traitement. Les deux sujets en cause étaient du reste des surmenés.

§ 3. — De la modalité d'évolution des lésions

Il faut ici rappeler deux modalités ordinaires du tertiarisme:

a. La localisation régionale des manifestations syphiliti-ques tertiaires ;

b. Le retour périodique de ces manifestations.

Lorsqu'une première fois, la syphilis s'est cantonnée dans une région, elle y apparaîtra à nouveau plus tard, de préférence à toute autre région. Il fautce pendant faire des réserves pour le système cérébro-spinal qui, surtout pour celles qui n'ont jamais été traitées, est souvent le siège de lésions parallèles à celles des autres régions et ont tendance à se systématiser, mais, cette restriction faite, que la syphilis soit viscérale ou cutanée, ce sera la même région qui sera le siège des retours successifs de ses manifestations.

De plus, ces retours présenteront une certaine régularité dans leur stade périodique.

Cette loi présente une valeur spéciale lorsqu'il s'agit du poumon ; le malade ne manque pas, lorsqu'il y a eu une ou plusieurs atteintes antérieures, de nous prévenir qu'il a été déjà tuberculeux, et qu'il s'est très bien guéri par telle ou telle méthode. Car cette ou ces premières atteintes ont très bien pu guérir, en apparence du moins.

Une lésion syphilitique ne demande pas forcément, pour guérir, que le traitement mercuriel soit institué et poursuivi. Souvent, elle diminue seule, après son stade d'évolution. Elle obéit même assez bien à tout traitement banal qui a pour ré-sultat de décongestionner la région atteinte. Elle ne laissera même que des traces insignifiantes, mais elle se reproduira bientôt et avec plus d'intensité à chaque retour.

Si sa localisation est pulmonaire, il en résulte que l'on assiste à l'évolution heureuse, relativement courte, d'un état inquié-tant. Et, si l'on a institué un traitement énergique contre une tuberculose probable, l'on est conduit à porter à l'actif du traitement le succès obtenu.

C'est là une cause commune d'erreur, mais qui peut devenir un élément de diagnostic pour un esprit prévenu : lorsqu'il s'agit d'une congestion pérituberculeuse, la lésion ne dis-paraît pas complètement ; il reste un foyer d'induration ou de ramollissement bien localisé au sommet. Si donc, une fois la poussée terminée, les sommets présentent une *roatitutio ad integrum*, il faut songer à la syphilis.

Plusieurs de mes malades ont été ainsi l'objet de diagnostics contradictoires, et successivement considérés comme tuberculeux et comme non tuberculeux, les deux opinions étant formellement affirmées.

Lorsque le malade présente l'atteinte pulmonaire pour la première fois, il y a des signes particuliers qui peuvent fixer l'attention : c'est le mode d'apparition, l'absence de fièvre, de retentissement général. — Le type de cette atteinte ressemble à celui de la pneumonie des vieillards. Le reste de l'organisme continue de fonctionner sans se laisser influencer par l'état nouveau du poumon.

Quant aux phénomènes du début, ils sont insidieux. Le malade présente de la toux sèche, rare. Il s'essouffle facilement, et les efforts sont vite suivis de fatigue. En dehors des efforts, il n'éprouve aucun malaise, puis, sans cause appréciable, la dyspnée s'installe progressivement dans un court espace de temps, trois ou quatre jours, et devient le phénomène dominant.

Il faut d'abord, bien qu'aucune autopsie ne nous permette de le faire avec assurance, établir autant que possible le processus probable par lequel la syphilis envahit le poumon.

Nous savons que la lésion préférée de cette affection porte sur l'endartère. Or, si nous supposons un travail d'endartérite oblitérante appliqué en un point des artères pulmonaires, nous trouvons toutes faites les conditions qui peuvent donner naissance aux phénomènes cliniques constatés, et tous les symptômes trouvent leur explication naturelle et logique.

Aussi peut-on admettre que c'est là le phénomène initial.. Il s'établit en un point de l'arbre artériel pulmonaire, tout près sans doute des gros troncs, un foyer d'action syphilitique Les gros troncs eux-mêmes peuvent en être le siège. Dans un des cas observés, il existait un souffle à la base du cœur, qui fit porter le diagnostic d'aortite coexistant avec de la tuberculose pulmonaire.

Le foyer initial s'étend graduellement en amenant un épaississement considérable de l'endartère, avec formation de fibres conjonctives et apparition de cellules embryonnaires. Cette endartérite s'étend jusqu'aux collatérales voisines, qu'elle peut obstruer. En même temps, elle gagne en profondeur et va donner naissance à de la périartérite. Sauf la limitante élastique interne qui reste seule intacte, la paroi du vaisseau subit tout entière l'influence du processus, qui bientôt la dépasse, et va scléroser les tissus voisins.

Cette endartérite diffère de celle de la bacillose en ce qu'elle n'est pas destructive ni ulcéreuse. Il n'y aura donc pas d'hémoptysie pendant cette période, comme dans la tuberculose. S'il s'en produit, ce sera beaucoup plus tard, alors que la lésion scléro-gommeuse se sera ramollie, et , par suite d'associations microbiennes, aura surajouté un processus ulcéreux par une sorte de phagédénisme térébrant.

La paroi du vaisseau est seulement épaissie au début, et bientôt la lumière sera oblitérée ; il se produira, dans la zone irriguée un véritable infarctus.

Il peut y avoir en outre, par suite du processus sclérogène périartériel, envahissement d'une zone plus ou moins étendue du parenchyme pulmonaire et compression des veines et des bronches voisines, sans que ces organes soient le siège d'une inflammation propre.

L'hypothèse de ce mécanisme explique bien la localisation à proximité du hile pulmonaire et les signes stéthoscopiques qui sont ceux de l'œdème pulmonaire limité à une zone bien circonscrite. — Il y aurait donc trois zones, une centrale où l'hématose serait nulle et la circulation aérienne à peu près abolie, une zone d'œdème, et enfin une zone de congestion active disposée concentriquement au foyer central.

A. — *Symptômes généraux*. — Les symptômes généraux sont : l'absence de fièvre, de frissons, la conservation des fonctions digestives qui ne sont pas troublées. Il y a un contraste frappant entre l'état de malaise apparent, le teint cendré, la dyspnée qui immobilise le malade et la persistance de l'appétit et des fonctions intestinales.

Le pouls est fréquent ; le cœur présente un rythme pendulaire avec bruits un peu sourds.

Il n'a pas été constaté d'albuminurie ni de retentissement sur l'appareil rénal.

La céphalée est fréquente, sans caractères spéciaux.

Le teint n'est pas cyanosé.

Il n'y a pas eu d'amaigrissement, et, s'il s'en produit, il sera très faible et bien différent de la perte de poids que provoque la tuberculose à évolution rapide.

B. — *Symptômes locaux*.

Il n'y a pas de douleur, pas de point de côté.

La dyspnée domine; c'est elle qui apparaît comme premier symptôme, qui durera le plus longtemps. Elle peut être aussi intense qu c dans la pneumonie ou dans l'asystolie. Le moindre mouvement l'accentue; de sorte que le malade reste dans son lit en position demi-assise, sans remuer.

Les cas ne présentent pas toujours cette violence, et l'oppression peut ne pas être aussi pénible ; mais elle existe toujours, permanente, n'offrant le matin qu'une faible rémission.

La toux est rare, sèche, pénible. Elle est provoquée par les efforts, par la parole.

L'expectoration est nulle, du moins presque nulle ; elle est constituée par des sécrétions des grosses bronches et surtout du naso-pharynx, et n'offre que des crachats blanchâtres ou translucides. L'examen bactériologique n'y révèle pas de bacilles.

Ces crachats ne présentent ni teinte rouillée ni filets de sang. Il n'y a pas d'hémoptysies.

A l'examen de la poitrine, on trouve, à *la palpation*, de l'augmentation des vibrations thoraciques du côté malade, *à la percussion*, de la submatité qui va en augmentant des extrémités du poumon vers la partie moyenne. Je n'ai pas rencontré la matité absolue qu'on trouve dans la pneumonie.

A l'auscultation, on perçoit une respiration un peu rude, sans élévation de tonalité, avec un bruit expiratoire prolongé. Il n'y a pas de souffle vrai.

Les râles bronchiques sont rares ou nuls ; on perçoit seulement quelques sibilances.

L'on entend, sur une zone plus ou moins étendue, qui peut couvrir la totalité du poumon, des râles fins, bien égaux, plus-secs que les sous-crépitants, moins que les crépitants. Ces râles demi-secs remplissent surtout la seconde moitié de l'inspiration et presque toute l'expiration. Ils sont identiques aux râles de l'œdème pulmonaire.

Lorsque la lésion pulmonaire est moins étendue, la disposition des zones crépitantes présente un aspect particulier. Les râles sont moins abondants dans la région du hile pulmonaire, qui est à peu près silencieuse ; et, tout autour de ce point comme centre, dessinant un cercle ou un segment de cercle, les râles remplissent une bande de trois ou quatre travers de doigt de largeur, Cette disposition peut, de prime abord, fait croire à des craquements humides du sommet ; mais on retrouve les râles en bande incurvée en dessous du hile pulmonaire.

Cette forme en segment de circonférence fait songer à la figuration ordinaire des syphilides cutanées.

Un autre signe que j'ai constamment rencontré est la pectoriloquie aphone. Je n'oserais affirmer qu'elle existe pendant toute la durée de la poussée congestive, lorsque les râles d'œdème seuls se perçoivent dans la zone malade. A ce moment, l'examen est forcément incomplet, à cause de la peine qu'éprouve le malade à se prêter au moindre mouvement ou à faire l'effort de parler. Mais ce phénomène existe au début des lésions et lorsqu'elles décroissent. La pectoriloquie aphone présente son maximum dans la zone du hile pulmonaire, et va décroissant vers les extrémités.

Lorsque, au bout de quelque temps, les lésions sont en voie de disparition, ce qui est très rapide, si le traitement spécifique est institué, les râles ont complètement disparu, ainsi que la submatité ; il persiste encore de la pectoriloquie aphone.

Le processus syphilitique est unilatéral; mais il ne faudrait pas écarter le diagnostic parce que l'on percevrait quelques râles du côté opposé ; mais ces râles ne se constatent pas longtemps. Ils semblent plutôt dus à la suractivité fonctionnelle dont le poumon sain est le siège.

Dans un cas, signalé par Jullien, de gomme pulmonaire avec les symptômes avancés de lésions syphilitiques, les deux poumons auraient été atteints. L'on admit, dans ce cas, la coexistence de la tuberculose. Il y aurait donc à préciser davantage la loi de l'unilatéralité.

Du moins, dans les cas que j'ai observés, un seul poumon était atteint, les phénomènes qui se sont produits au niveau de l'autre étant essentiellement fugaces.

Diagnostic différentiel

Peut-on, d'après l'ensemble des symptômes que nous venons de passer en revue, poser, au début de l'affection, le diagnostic de syphilis pulmonaire ?

Ce sera en général facile de la distinguer de la grippe, dont le début s'accompagne de fièvre brusque, de rachialgie, de courbature générale. Mais le principal élément distinctif existera dans la mobilité des foyers congestifs d'origine grippale, tandis que le foyer syphilitique est essentiellement fixe. Enfin, l'anorexie est complète dans la grippe, alors que l'appétit est conservé dans l'autre cas.

Il y aurait peu d'éléments de diagnostic d'avec les congestions d'origine cardiaque ou rénale. La fièvre y est peu marquée. L'on possède, il est vrai, une indication dans la cause qui les a déterminées. De plus, la congestion siège à la base du poumon et des deux côtés à la fois.

La syphilis pulmonaire peut être prise pour de la pneumonie centrale et pour la pleurésie interlobaire. Dans le premier cas, le point de côté, la fièvre, sont l'indication de la pneumonie. Chez le vieillard seulement ou l'alcoolique, l'on manquerait d'éléments pour le diagnostic ; l'évolution ultérieure seule en fournirait. — Quant à la pleurésie interlobaire, la disparition des vibrations thoraciques et le contrôle de la ponction pourront aider à établir la différenciation.

C'est avec la tuberculose que le diagnostic est le plus délicat, du moins avec certaines formes torpides. S'il s'agit de la tuberculose banale avec expectoration abondante, toux habituelle, amaigrissement progressif, lésions bien localisées des sommets, il n'y a pas de confusion possible. L'allure des deux affections est trop différente. De plus, l'examen des crachats lèvera les doutes.

Mais la bacillose a des formes plus obscures, celles où la lésion initiale est le « nodule périvasculaire ». Les phénomènes bronchiques sont tardifs ; l'anatomie pathologique de cette tuberculose ressemble singulièrement au processus que nous avons signalé plus haut.

Lorsque, sous les auspices et d'après les conseils de mon regretté maître le Dr du Castel, j'ai poursuivi, dès 1892 et depuis, l'étude du traitement éthero-opiacé contre la tuberculose pulmonaire (voir thèse de Thomas, 1894, Paris, Contribution à l'étude des injections hypodermiques dans la tuberculose, traitement éthéro-opiacé), j'ai souvent rencontré cette forme spéciale, qui se montrait la plus rebelle de toutes. Ses caractères essentiels sont la dyspnée, très violente lors des poussées congestives, l'absence d'expectoration, qui rend impossible la recherche du bacille ; la différence entre les râles souscrépitants de cette congestion et ceux de la syphilis est à peu près nulle. Leur localisation est presque identique.

De plus, on y trouve de la pectoriloquie aphone dans tout le sommet et au niveau du hile pulmonaire.

Un seul phénomène peut venir éclairer le diagnostic : l'hémoptysie. Dans la tuberculose, elle est fréquente, et la lésion periartérielle ou endartérielle est rapidement destructive, tandis que la syphilis n'ulcère pas les vaisseaux.

Lorsqu'il y a hémoptysie précoce, il y a toutes probabilités pour que la lésion soit bacillaire ; mais, si les premiers phénomènes de ramollissement ou de congestion intense se produisent sans qu'il y ait crachement de sang, il faut songer à la syphilis.

Une autre considération entre ici en jeu. Mon maître, le D du Castel, avait coutume de dire : « Lorsque vous rencontrerez un tuberculeux qui ne crache pas, cherchez s'il existe de la pectoriloquie aphone, et, si vous la trouvez, réservez votre pronostic; vos efforts seront inutiles, le malade est condamné. »

Devant des conclusions aussi graves, l'on peut sans hésiter appliquer tel traitement capable de lever les doutes et courir la seule chance réelle de guérison, celle qui réside dans l'erreur de diagnostic.

Aussi bien ne peut-on admettre qu'une partie de ces tuberculoses à forme insidieuse n'aient été des manifestations de syphilis? L'avenir seul dira quelle part doit être faite aux deux influences.

L'on s'appuiera. du reste, sur l'étude de l'état général du sujet, sur son passé pathologique, sur ceux de ses ascendants, de ses collatéraux, de ses descendants. Mais, en tout cas, l'on ne courra pas grand risque à instituer le traitement d'épreuve, qui me semble d'autant plus indiqué que le pronostic sera plus grave.

En résumé, le diagnostic paraît impossible à formuler de bonne heure avec deux affections seulement, la tuberculose à forme torpide et l'œdème pulmonaire. Dans les deux cas, il faut songer à la syphilis et, à l'aveugle, faire le traitement qui lèvera tous les doutes.

Ce traitement ne doit pas se borner à un simple essai par l'iodure de potassium ; il doit comporter aussi l'action du mercure par la voie stomacale, et, si les résultats sont encourageants, l'on doit sans hésiter recourir aux piqûres d'huile grise.

Conclusions

I. — La syphilis pulmonaire est fréquente.

II. — Lors de ses premières atteintes, elle prend la forme congestive et provoque de l'œdème du poumon.

III. — Elle est la manifestation de syphilis héréditaire ou de syphilis ancienne, le plus souvent insontium.

IV. — La lésion initiale est l'endartérite oblitérante en un point ou une région de l'irrigation pulmonaire.

V. — Les symptômes sont: la dyspnée, l'absence d'expectoration et la conservation de l'état général, et en particulier de l'appétit;

VI. — A l'auscultation, on constate un foyer presque silencieux, voisin du hile pulmonaire, entouré de râles d'œdème perceptibles suivant une zone concentrique.

L'on perçoit au centre de la pectoriloquie aphone.

VII. — Le diagnostic est difficile d'avec la tuberculose pulmonaire. Dans tous les cas douteux et quand la présence du bacille n'est pas dûment constatée, il faut songer à la syphilis.

VIII. — Le traitement doit comprendre à la fois l'action mercurielle et l'iodure de potassium.

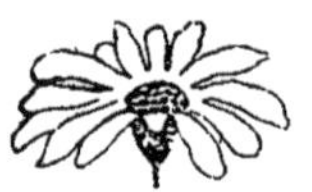

Caen. — Imprimerie Ch. VALIN, 13, rue Écuyère.